Eva Schatz wurde als Deutsche in England geboren, lebt in der Schweiz und in New York. Ihre Berufe: Jura sowie Studium der evangelischen Theologie mit dem Schwerpunkt Kirchen- und Theologiegeschichte.

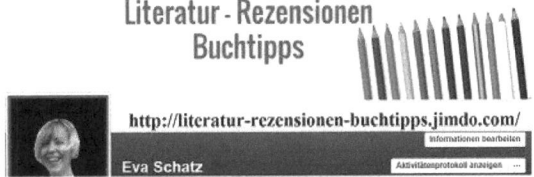

Literatur – Rezensionen Buchtipps
http://literatur-rezensionen-buchtipps.jimdo.com/

Gesundheit bedeutet Glück und Zufriedenheit. Die Faktoren der Gesundheit definiert die WHO (Weltgesundheitsorganisation) als „Das Ausbleiben von Krankheiten". Gesundheit gilt als einer der wichtigsten Faktoren für Zufriedenheit und Glück.

© 2015 Autorin: Eva Schatz

© 2015 Herstellung und Verlag:
BoD – Books on Demand, Norderstedt

ISBN: 9 783 7347 8093 6

Bibliografische Information der Deutschen Nationalbibliothek:
Die Deutsche Nationalbibliothek verzeichnet diese Publikation in der Deutschen Nationalbibliografie; detaillierte bibliografische Daten sind im Internet über http://dnb.d-nb.de abrufbar.

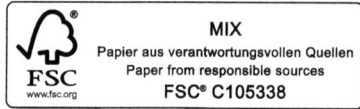

MIX
Papier aus verantwortungsvollen Quellen
Paper from responsible sources
FSC® C105338

Eva Schatz

Das andere Lowcarb-Buch

Kohlenhydratarme Ernährung
21 Rezepte

Inhaltsverzeichnis

Was ist Lowcarb eigentlich?

Da gibt es viele Schreibweisen für Lowcarb:

- Lowcarb
- Low Carb
- Low-Carb
- Kohlenhydratarm
- Kohlenhydratreduziert
- Glykämischer Index
- Kohlenhydratbetonte Kost
- Eiweißreiche Kost
- Ketogene Diät
- Und viele Firmen haben dafür ihren Firmennamen, die ich hier nicht nennen möchte!

Ich fasse kurz zusammen:

Low-Carb (LC) ist ein englischer Begriff und bedeutet: „wenig Kohlenhydrate".

Es geht darum, die Kohlehydratzufuhr in der täglichen Nahrung deutlich zu reduzieren.

Es gibt sehr viel Literatur zum Thema Low-Carb – ob Anhänger oder Gegner der LC-Ernährung, die Sachverhalte werden unterschiedlich beschrieben.

Eine „Kohlenhydratarme Ernährung" korrigiert den gestörten Stoffwechsel und hilft das Übergewicht zu verringern.

Der Blutzucker wird durch diese Ernährungsweise stabilisiert.

Diese Art der Ernährung entlastet den Körper in vielen Bereichen.

Bei einer Reduzierung der Kohlenhydrataufnahme wirkt sich das nicht nur positiv auf den Blutzuckerspiegel aus, sondern auch auf die Bauchspeicheldrüse. Sie schaltet bei der Produktion des Hormons Insulin einen Gang runter, dadurch wird die Gefahr gebannt z. B. an Diabetes zu erkranken.

Eine „Kohlenhydratarme Ernährung" bedeutet nicht auf Kohlenhydrate völlig zu verzichten.

Diese Ernährung steht für eine verminderte Aufnahme von Kohlenhydraten.

Die Befürchtung bei der Ernährungsumstellung eine Mangelerscheinung zu bekommen, kann widerlegt werden.

Vielen Dank an die Autorinnen Jutta Schütz & Sabine Beuke für die vielen Infos über Lowcarb.

Die LC-Ernährung wird bei folgenden Krankheiten eingesetzt:

- Diabetes Typ 2
- Rheuma
- Gicht
- MS (Multiple Sklerose)
- Migräne
- Verstopfung
- Blähungen
- Sodbrennen
- Krebs
- Epilepsie
- Übergewicht/Adipositas
- AD(H)S
- Hautausschlägen
- Akne
- erhöhte Cholesterinwerte
- Magen- & Darmgeschwüren sowie Reizdarm
- Entzündungsprozessen der Schleimhaute

Positiv könnte sich die Low-Carb Ernährung auch auf folgende Krankheiten auswirken: Schizophrenie, Parkinson, Alzheimer, Autismus, Wechseljahresbeschwerden, Pubertät

Low-Carb ist eine Ernährung bei der man die Einnahme von Kohlenhydraten beschränkt. Sie ist eine hervorragende Methode, um effektiv und vor allem auf lange Sicht abzunehmen und gesund zu werden.

Man erzielt mit dieser Ernährung häufig einen besseren Effekt als mit einer kalorienbegrenzten und fettarmen Kost:

Es gibt keine Heißhungerattacken.

Ein weiterer Effekt, der sehr wahrscheinlich der Low-Carb Ernährung zuzuschreiben ist, ist auf längere Sicht gesehen ein niedrigerer Blutdruck, Blutzucker sowie verbesserte Blutfette.

Die Philosophie von Low-Carb besteht in seiner grundlegenden Theorie zunächst einmal aus drei Bausteinen:

- Die Kohlenhydratzufuhr wird auf ein Minimum begrenzt.
- Die fehlende Energiemenge wird durch natürliche Fette ersetzt.
- Man ernährt sich von natürlichen Nahrungsmitteln.

Low-Carb ist eine gesunde Ernährungsweise und keine Reduktionsdiät. Für eine Diät entscheidet man sich, weil man primär so schnell wie möglich so viel Gewicht wie möglich verlieren möchte. Man bekommt in der Regel Essens- und Einkaufspläne, an die man sich peinlichst genau halten muss, man bekommt Vorgaben, wann, wie, was und wie viel man essen darf oder ist zum Punktezählen gezwungen.

Bei Low-Carb braucht man das nicht!

Low-Carb bei Multiple Sklerose

Warum habe ich ein MS-Buch geschrieben,

wo es doch schon so viele davon gibt?

Für mich waren diese Bücher niemals eine Hilfe. Diese Bücher sind vollgeschrieben mit vielen Fachausdrücken. Auch die Selbsthilfebücher von MS-Kranken benutzen eine Menge dieser Fachausdrücke.

Viele Jahre schrieb ich in MS-Foren und das hat mir auch nicht wirklich geholfen, eher im Gegenteil. Oft war es für mich erschütternd zu lesen, wie sich MS-Kranke gegenseitig mobben und zerfleischen.

Nun hoffe ich, dass ich mit weniger Infos für den Anfang Hilfe geben kann. Wer sich intensiver informieren möchte, kann zu umfangreicheren Büchern greifen. Auch wollte ich, dass dieses kleine Büchlein mit den Kurz-Infos über MS unter 4,-- Euro zu erwerben ist.

Seit ein paar Jahren gibt es wissenschaftliche Studien, dass auch bei Multiple Sklerose positive Wirkungen mit einer Low-Carb Ernährung beobachtet wurden. Bei vielen neurologischen Erkrankungen, wie MS, Epilepsie, Demenz, Alzheimer und Parkinson, spiele oxidativer Stress eine Rolle.

Ein Zuviel an Kohlenhydraten könne diesen oxidativen Stress verstärken. Quelle: Neurologe Friedemann Paul vom Universitätsklinikum Charité in Berlin.

Es wird berichtet, dass oxidativer Stress - sogenannte freie Radikale beim Stoffwechsel entstehen lässt, welche die Entstehung von Krebs begünstigen können. Einige Studienteilnehmer hätten später berichtet, dass sie geistig wacher seien. Probanden der MS-Studie der Charité sagten, deutlich verbessert habe sich auch ihre Beweglichkeit.

Low-Carb bei Migräne

Das Wort „Migräne" wird aus dem Griechischen als „halber Schädel" übersetzt. Es sind pulsierend-pochende, oft einseitig auftretende Schmerzen. Zusätzliche Symptome: Übelkeit und Erbrechen, Geräuschempfindlichkeit, Lichtempfindlichkeit.

Die Migräne-Attacken kommen, wenn man sie überhaupt nicht brauchen kann. 2 – 3 Mal oder sogar 4 Mal im Monat und die Anfälle dauern jeweils bis zu 3 Tage. Dann tut jedes Geräusch weh, das Licht blendet und schmerzt. Auch das Öffnen der Augenlider nur noch eine einzige Qual, jeder Geruch ist unerträglich und widerlich.

Die Krankheit ist eine neurologische Erkrankung. Etwa 14% der Bevölkerung leiden darunter. Sie tritt bei Frauen etwa dreimal häufiger auf als bei Männern.

Headache Society (IHS) unterscheidet nach Ursache und Ausprägung der Kopfschmerzen. Es gibt 250 verschiedene Arten, die in zwei große Gruppen unterteilt sind:

Primäre und sekundäre Kopfschmerzen.

Die Krankheit wird oft im Alter zwischen 25 und 45 Jahren festgestellt, sie kann aber auch schon im Kindesalter beginnen.

Es wurde schon statistisch festgehalten, dass im Grundschulalter bis zu 80% aller Kinder unter Kopfschmerzen leiden. Etwa 12% der Kinder berichteten über Migräne. Dabei gab es keinen gravierenden Unterschied zwischen den Geschlechtern. Erst mit der Pubertät steigt die Prävalenz beim weiblichen Geschlecht an.

Ärzte sind der Meinung, dass die Dunkelziffer bei Männern, die an Migräne leiden, höher ist.

Noch bis 1988 konnten sich die Ärzte ihre eigene Definition von Kopfschmerzen zurechtbasteln. Dies änderte sich erst, als die Internationale Kopfschmerzgesellschaft (IHS) einen Katalog der zahlreichen Diagnosekriterien veröffentlichte.

ICD-10 ist die Internationale Klassifikation der Krankheiten = International Classification of Diseases.

Es zählen 13 verschiedene Hauptgruppen von Kopfschmerzen dazu! Eine Ebene tiefer kommen 36 Unterkategorien und bei ganz exakter Diagnose werden über 250 verschiedene Arten von Kopfschmerzen gezählt.

Die Prävalenz der Migräne-Patienten hat in den letzten 40 Jahren in den Industrieländern drastisch zugenommen. Es kann angenommen werden, dass Umweltfaktoren und Lebensstil eine wesentliche Rolle bei der Entstehung der Migräne spielen.

Auslösefaktoren können sein:

- Zu viel oder zu wenig Schlaf
- Stress
- Hormonelle Faktoren (Mädchen/Frauen kurz vor der Periode - Menstruationszyklus)
- Umweltfaktoren
- Wetterschwankungen
- Lebensmittel (besonders „Brot" usw.).
- Veränderungen des Tagesrhythmus
- Auslassen von Mahlzeiten
- Erschöpfung und Überanstrengung

Von einer chronischen Migräne spricht man, wenn ein Patient an mehr als 15 Tagen im Monat und mehrere Monatelang, Migräne hat. Diese Art von Migräne ist oft eine Komplikation der Migräne ohne Aura (nicht zu vergleichen mit dem chronischen Kopfschmerz bei Übergebrauch von Medikamenten).

Meine Mutter, die an Multiple Sklerose litt, hat mir eigentlich lange Jahre vorgelebt, wie erfolgreich sie mit der kohlenhydratarmen Ernährung umging. Sie wurde über 80 Jahre alt. Ihre Erkrankung hatte die letzten 20 Jahre einen Stillstand, nur durch eine Ernährungsumstellung.

Dazu habe ich eine Freundin, die ich schon über 30 Jahre kenne. Jutta Schütz, die im Jahr 2007 an Diabetes Typ Zwei erkrankte, nahm diese Diagnose nicht hin. Die Autorin und freie Journalistin recherchierte wochenlang und stieß auf die Ernährungsform „Low-Carb".

Low-Carb = Kohlenhydratarme Ernährung.

Die Ernährung, nach der auch meine Mutter 20 Jahre lang lebte!

Und Jutta sagte tausendmal zu mir, ich sollte doch mal ausprobieren, ob sie auch bei mir funktionieren würde.

Erst seit ein paar Jahren lebe ich nun auch nach Low-Carb.

Meine Migräne ist zu 90% verschwunden. Nur noch in Stresssituationen bekomme ich hin und wieder leichte Migräne-Attacken.

Dass dieses Buch entstand, das habe ich auch Jutta zu verdanken. Sie ist der Meinung, dass Bücher von Selbstbetroffenen sehr wertvoll sind.

Textausschnitt aus einer Pressemeldung
von Jutta Schütz:

Migräne-Schmerzen können aber auch durch eine Vergiftung aus dem Darm (Giftausscheidungen von Bakterien) entstehen.

Also entsteht Kopfweh nicht immer nur wegen der Schwankungen des Blutzuckerspiegels sondern auch durch eine Übersäuerung im Körper.

Bei vielen Krankheiten, besonders bei Migräne wurde mit Erfolg die Eskimo-Diät oder eine Low-Carb-Diät empfohlen. Sie hilft bei schweren Migräne-Attacken oder sogar bei Epilepsie.

Der Wiener Internist Dr. Ewald Riegler sagte:

Menschen bekommen Migräne-Anfälle, weil ihre Gefäßmuskulatur unterernährt ist.

Dies würde passieren, wenn der Körper zu schnell die Kohlenhydrate aufnimmt.

Die Bauchspeicheldrüse muss dann viel Insulin produzieren um den Zucker den Zellen zuzuführen.

Er hat das folgendermaßen beschrieben:

Durch die Zellen-Tür passen pro Minute nur 10 Insulin-Zucker-Teilchen, aber 10.000 Insulin-Zucker-Teilchen wollen gleichzeitig rein. Sie zertreten sich gegenseitig.

Die Folge ist dann, dass die Zelle gar nichts bekommt und krampft.

Dr. Rieger empfiehlt Migräne-Patienten zunächst Fleisch, Fisch und Rohkost zu essen. Außerdem sollen die Betroffenen solange Äpfel essen, bis die Attacke vorbei ist.

Und nun zu meiner Low-Carb Ernährung:

Wie es auch bei Multiple Sklerose schon viele wissenschaftliche Studien gibt, dass Low-Carb eine positive Wirkung auf Krankheiten hat, so möchte ich dies auch für Migräne bestätigen.

Bei vielen neurologischen Erkrankungen, wie:

- Multiple Sklerose (MS)
- Migräne
- Epilepsie
- Demenz
- Alzheimer
- Parkinson
- Diabetes

spielt oxidativer Stress eine Rolle.

Ein Zuviel an Kohlenhydraten könne diesen

oxidativen Stress verstärken.

Quelle: Neurologe Friedemann Paul vom Universitätsklinikum Charité in Berlin.

Es wird berichtet, dass oxidativer Stress - sogenannte freie Radikale beim Stoffwechsel entstehen, welche die Entstehung von Krebs verursachen könnten.

Einige Studienteilnehmer hätten später berichtet, dass sie geistig wacher seien. Probanden der MS-Studie der Charité sagten, deutlich verbessert habe sich auch ihre Beweglichkeit.

Kohlenhydratarme Rezepte

Kürbissuppe mit Linsen und Blumenkohl

Zutaten:
- 150 g Hokkaido Kürbisfleisch
- 1 kleine Zwiebel
- 1 Blumenkohl bissfest kochen
- 1 feste Birne
- 1 EL Kürbiskerne
- 80 g rote Linsen
- 3 EL frische Kräuter
- ½ Stiel Majoran
- 1 EL Zitronensaft
- 1 EL Birnendicksaft (Sirup)
- ½ L Gemüsebrühe
- 1 TL Salz
- 2 Prisen Chilipulver
- 2 Prisen Pfeffer
- 1 Prise Zimt
- ½ TL Currypulver
- ½ TL Paprikapulver (süß)
- 2 EL Olivenöl

Zubereitung:
Blumenkohl putzen und in Salzwasser gar kochen.
Die Kürbiskerne mit 1 EL Olivenöl in der Pfanne leicht rösten und kalt werden lassen und zur Seite stellen.
Die Birne würfeln und in Zitronensaft wenden.
Kürbis entkernen und in zirka 1,5 cm große Würfel schneiden.
Die Zwiebel schälen und ebenfalls in zirka 1,5 cm große Würfel schneiden. Kürbis und die Zwiebel mit 2 EL Öl in der Pfanne glasig werden lassen.

Den Birnendicksaft hinzufügen und karamellisieren lassen. Die Brühe hinzugeben und aufkochen lassen.

Bei mittlerer Hitze zirka 7 Minuten kochen lassen.

Blumenkohl, Linsen und Birne zugeben und weitere 10 Minuten bei mittlerer Hitze garen.

Den Majoran abzupfen und zusammen mit den Kräutern in die Pfanne geben und zirka 3 Minuten mit garen.

Mit den Gewürzen abschmecken und mit den Kürbiskernen servieren.

Low-Carb Nudelsalat mit Aprikosen

Zutaten:

- ➢ 100 g Low-Carb Nudeln (Trockengewicht)
- ➢ 4 getrocknete Aprikosen
- ➢ ½ Bund Frühlingszwiebeln
- ➢ 2 Prisen Kreuzkümmel
- ➢ ½ TL Kurkuma
- ➢ ½ TL Currypulver
- ➢ 2 Prisen Chilipulver
- ➢ ½ TL Salz
- ➢ 1 EL Salz für das Nudelwasser
- ➢ 2 EL Mayonnaise
- ➢ 2 EL Naturjoghurt
- ➢ 2 EL Zitronensaft

Zubereitung:

Nudeln kochen, abschütten. Kalt abbrausen.

Frühlingszwiebel in kleine Ringe schneiden.

Die getrockneten Früchte in kleine Würfel schneiden.

Alles mit der Mayonnaise, dem Joghurt, den Gewürzen und dem Zitronensaft mischen. Den Salat im Kühlschrank 4 – 5 Stunden ziehen lassen. Low-Carb Nudeln bekommt man im Internet.

Tomatensalat mit Joghurt und Sesam

Zutaten:
- 2 große Fleischtomaten
- 1 kleines Glas schwarze Oliven (entsteint)
- 2 hart gekochte Eier
- ½ Zwiebel
- ½ Bund Kräuter
- 150 g Natur-Joghurt
- 1 EL Sesam
- ½ TL Sambal Oelek (Chilipaste)
- 2 EL Zitronensaft
- 1 TL Zucker
- 1 Prise Kreuzkümmel
- ½ TL Currypulver
- ½ TL Knoblauchpulver
- ½ TL Paprikapulver
- ½ TL Salz
- 2 Prisen Pfeffer
- 1 EL Olivenöl

Zubereitung:

Tomaten waschen, den Strunk entfernen und in nicht zu kleine Stücke schneiden.
2 Eier hart kochen lassen (7 Minuten).
Zu den Tomaten geben.

Für das Dressing:

Den Zitronensaft mit dem Joghurt, dem Olivenöl und den Gewürzen (ohne die Kräuter) verrühren. Die Sesamsaat in einer Pfanne ohne Fett bei mittlerer Hitze einige Minuten goldbraun anrösten. Die Sesamkörner zu der Joghurtmischung geben. Oliven abschütten und dazu geben. Die Tomaten mit dem Dressing und den gehackten Kräutern vorsichtig mischen. Mit Fladenbrot servieren.

Kichererbsensuppe mit Chiliflocken

Zutaten:
- ➢ 1 kleine Dose Kichererbsen (zirka 300 g)
- ➢ 1 kleine Zwiebel (hacken)
- ➢ 1 Tomate
- ➢ 250 g Naturjoghurt (2 – 4 EL aufheben)
- ➢ 500 ml Gemüsebrühe
- ➢ 1 EL Zitronensaft
- ➢ 1 EL Kräuter
- ➢ 1 TL Chiliflocken (getrocknet)
- ➢ ½ TL Paprikapulver (süß)
- ➢ ½ TL Currypulver
- ➢ ½ TL Kreuzkümmel
- ➢ ½ TL Salz
- ➢ 2 Prisen Pfeffer
- ➢ 2 EL Olivenöl

Zubereitung:
Kichererbsen in einem Sieb abtropfen lassen.
Die Zwiebel in der Pfanne mit dem Olivenöl zart anbraten.
Curry- und Paprikapulver, sowie Kreuzkümmel kurz mitbraten und die abgetropften Kichererbsen dazugeben. Mit der Gemüsebrühe aufgießen, aufkochen lassen und die Tomatenwürfel zufügen.
Zirka 10 Minuten kochen und die Pfanne vom Herd nehmen.
Mit den restlichen Gewürzen (siehe Zutaten) und dem Zitronensaft würzen. Das Ganze grob pürieren und auf dem Teller mit den Kräutern und dem Joghurt garnieren.

Blumenkohl-Auflauf mit Hackfleisch

Zutaten:

- 250 g Rinderhackfleisch
- 1 kleiner Blumenkohl (bissfest kochen)
- 1 kleine Zwiebel
- 2 Knoblauchzehen
- 1 Dose Tomatenstücke (zirka 350 g)
- 100 g geriebener Käse
- 200 ml flüssige Sahne
- 2 EL Zitronensaft
- 250 ml Gemüsebrühe
- ½ TL Salz
- 2 Prisen Pfeffer
- 1 TL Paprikapulver
- ½ TL Thymian
- 2 Prisen Zimt
- 3 EL Olivenöl

Zubereitung:

Blumenkohl in Salzwasser fast gar kochen (zirka 10 Minuten).
Knoblauch und Zwiebel hacken.
Hackfleisch im Öl anbraten.
Knoblauch und Zwiebel zufügen.
Mit der Sahne angießen und etwas einkochen lassen.
Tomaten zugeben und mit Zitronensaft, Salz, Pfeffer, Paprika, Thymian und Zimt würzen.
Den Blumenkohl in Röschen zerteilen und mit der Hackfleischsoße und der Gemüsebrühe mischen und in eine Auflaufform füllen.
Mit dem Käse bestreuen.
Die Auflaufform im Backofen bei 180 Grad zirka 35 Minuten backen.

Okra mit Rinder-Hackfleisch

Zutaten:

- ➤ 250 g Hackfleisch
- ➤ ½ TL Salz *(für das Hackfleisch)*
- ➤ 2 Prisen Pfeffer *(für das Hackfleisch)*
- ➤ 1 TL Currypulver *(für das Hackfleisch)*
- ➤ Zirka 450 g Okra
- ➤ 1 Zwiebel
- ➤ 1 Knoblauchzehe
- ➤ 1 Tomate
- ➤ ½ TL Kreuzkümmel
- ➤ ½ TL Koriander
- ➤ 1 EL frische Kräuter
- ➤ ½ TL Fenchelsamen (gemahlen)
- ➤ ½ TL Cayennepfeffer
- ➤ ½ TL Kurkuma
- ➤ ½ TL Salz
- ➤ 4 EL Öl
- ➤ 200 ml Fleischbrühe

Zubereitung:

Pfanne heiß werden lassen und mit 2 EL Olivenöl mit dem Hackfleisch zirka 10 Minuten krümelig braten. Salz, Pfeffer und Currypulver hinzu geben. Pfanne zur Seite stellen und warm halten.

In die 2. heiße Pfanne 2 EL Olivenöl hinein geben und eine Schicht Okra hinein geben.

3 – 4 Minuten von allen Seiten anbraten und aus der Pfanne nehmen. Schicht für Schicht braten. Zwiebel in die Pfanne geben, anbraten und den Knoblauch und die restlichen Gewürze hinzu geben.

Zum Schluss die Tomaten.

Die Fleischbrühe dazu geben und zirka 20 Minuten auf kleiner Flamme mit geschlossenem Deckel schmoren.

Auf dem Teller anrichten und das Hackfleisch darüber geben.

Feta-Schnitzel

Zutaten:

- ➢ 200 g Fetakäse
- ➢ 1 EL frischen Schnittlauch
- ➢ 1 kleine Zwiebel
- ➢ 2 Eier
- ➢ 3 EL gemahlene Mandeln
- ➢ 1 gehäufter EL Eiweißpulver (neutral)
- ➢ ½ TL Chilipulver
- ➢ 1 TL Paprikapulver (süß)
- ➢ 2 Prisen Salz
- ➢ 2 Prisen Pfeffer
- ➢ 1 Prise Zimt
- ➢ ½ TL gemahlener Ingwer
- ➢ 2 EL Olivenöl

Zubereitung:

Eier in einer Schüssel mit den Gewürzen (ohne den Schnittlauch) verquirlen. Zwiebel sehr fein schneiden und zu dem Ei geben.

Eiweißpulver und die gemahlenen Mandeln in eine zweite Schüssel geben. Den Fetakäse zuerst im Ei, dann in dem Eiweiß/Mandelmehl wälzen.

Pfanne heiß werden lassen und das Olivenöl hinzu geben.

Den Fetakäse in der Pfanne von beiden Seiten vorsichtig goldgelb backen. Mit den Schnittlauchröllchen bestreuen.

Spitzkohl mit Fetakäse

Zutaten:

- ½ Spitzkohl
- ½ rote Paprika
- 1 kleine Dose Tomaten
- 200 g Fetakäse
- 1 EL frische Kräuter
- 1 EL süße Sahne
- 1 EL Naturjohgurt
- 1 EL Zitronensaft
- ½ TL Chilipulver
- 1 g Safran (1 g Gewürz passt auf 120 ml Flüssigkeit)
- ½ TL Currypulver
- ½ TL gemahlener Kreuzkümmel
- ½ TL Persisches Salz (es geht auch normales Salz)
- 2 Prisen Pfeffer
- 2 EL Olivenöl

Zubereitung:

Spitzkohl waschen und in feine Streifen schneiden.
Paprikas schälen, Kerngehäuse entfernen und in Würfel schneiden.
Tomaten in einem Sieb abtropfen lassen.
Fetakäse zerbröckeln. Kräuter klein hacken und zur Seite stellen.
Pfanne heiß werden lassen, das Olivenöl hinzu geben.
Den Spitzkohl zirka 20 Minuten dünsten, bis er weich ist.
Paprika, Tomaten, saure Sahne, Joghurt und den Zitronensaft unterheben und mit den Gewürzen abschmecken.
Fetakäse zufügen und vorsichtig ein paar Minuten mitschmoren lassen. Mit den Kräutern bestreuen.

Chicorée mit Rote Bete

Zutaten:

- ➢ 2 Chicorée
- ➢ 400 g Rote Bete Scheiben (Glas)
- ➢ 1 Apfel & 2 EL gehackte Walnüsse
- ➢ 2 EL Balsamicoessig
- ➢ 1 EL Zitronensaft
- ➢ 2 EL Weißwein
- ➢ 3 EL Schnittlauch & ½ TL Salz
- ➢ 3 Prisen Pfeffer
- ➢ 2 EL Olivenöl
- ➢ 1 EL Honig

Zubereitung:

Rote Bete gut abtropfen lassen.

Chicorée waschen, putzen und 8 große Blätter auslösen.

Restlichen Chicorée in kleine Streifen schneiden. Apfel schälen und in kleine Würfel schneiden. Essig, Zitronensaft, Weißwein, Honig, Salz und Pfeffer, Schnittlauch, Walnüsse und Öl mischen. Rote Bete mit dem Apfel mischen und in die Chicoréeblätter füllen.

Die Salatsoße darüber geben, mit dem Schnittlauch bestreuen.

Spargel mit Orangensoße

Zutaten:

- ➤ 300 g Spargel
- ➤ 200 g grüne Dosenbohnen
- ➤ ½ Orange & 2 EL Zitronensaft
- ➤ 70 ml flüssige Sahne
- ➤ 1 TL Currypulver & ½ TL Salz
- ➤ 1 Prise Pfeffer
- ➤ 1 EL Parmesan-Käse
- ➤ 1 EL Olivenöl

Zubereitung:

Spargel waschen, schälen, in kleine Stücke schneiden. Im Salzwasser (1 EL Salz) zirka 8 Minuten gar kochen, kalt abschrecken.
Auf 2 Teller verteilen.
Bohnen abtropfen lassen, auf dem Spargel verteilen. Orange filetieren und in Stücke schneiden, auf den Bohnen/Spargel verteilen.
Sahne, Zitronensaft, Gewürze und das Öl mischen und über den Salat geben. Mit dem Parmesan überstreuen.

Spargelsalat mit Erdbeeren

Zutaten:

- 300 g Spargel
- 200 g Erdbeeren
- 100 g Rucolasalat
- 70 g flüssige Sahne
- 1 EL Zitronensaft
- 1 EL Balsamicoessig
- 1 EL gehackte Walnüsse
- 1 EL Kräuter
- 1 EL Olivenöl
- ½ TL Salz
- 2 Prisen Pfeffer

Zubereitung:

Spargel putzen, in Salzwasser (1 EL Salz) zirka 15 Minuten garen.
Beeren putzen, in Scheiben schneiden.
Rucola waschen und auf 2 Teller verteilen. Sahne, Essig, Öl, Gewürzte, Kräuter und Walnüsse mischen und mit dem Spargel und den Erdbeeren mischen.
Auf dem Salat verteilen.

Lasagne mit Tomaten

Zutaten:
- 200 g TK Spinat
- ½ Zwiebel
- 2 EL gehackte Walnüsse
- 300 g Tomaten
- 100 g Ziegenkäse
- 3 Scheiben Gouda-Käse
- 200 ml Gemüsebrühe
- 100 ml Kokosmilch
- 2 EL Olivenöl & ½ TL Salz
- Je ½ TL Curry-, Chilipulver

Zubereitung:
Zwiebel schälen, klein würfeln, in Öl anschwitzen.
Den Spinat dazu geben und fertig garen, würzen.
Mit den gehackten Walnüssen mischen, in die Auflaufform geben.
Tomaten waschen und in Scheiben schneiden, in die Form geben.
Ziegenkäse zerkrümeln und über die Tomaten geben. Gemüsebrühe, Kokosmilch verrühren und darüber schütten.
Mit Gouda-Käse abdecken und bei 180 Grad im Ofen zirka 35 Minuten überbacken.

Lasagne mit Zucchini

Zutaten:
1 rote Paprikaschote
½ Blumenkohl & 1 TL Salz
1 kleine Zucchini
½ Zwiebel
100 g passierte Tomaten
100 g Gouda-Käse
100 ml flüssige Sahne
½ TL Chilipulver
½ TL Paprikapulver
½ TL Currypulver
1 TL Salz
½ TL Pfeffer

Zubereitung:
Blumenkohl waschen, in kleine Röschen zerteilen, im Salzwasser zirka 10 Minuten garen.
In die Auflaufform geben.
Paprika waschen, in Würfel schneiden, über den Blumenkohl geben.
Zucchini schälen, waschen, in dicke Scheiben schneiden, in die Form schichten. Zwiebel schälen, in dünne Scheiben schneiden, über die Zucchini legen.
Die passierten Tomaten und die Sahne mit den Gewürzen mischen und darüber geben.
Mit dem Gouda bestreuen.
Im Ofen bei 180 Grad zirka 35 Minuten überbacken.

Putenschnitzel mit Paprika

Zutaten:

- ➢ 2 kleine Putenschnitzel
- ➢ 1 Glas zirka 170 ml eingelegte Paprika
- ➢ 1 kleine Zwiebel
- ➢ 1 kleine Dose Erbsen
- ➢ 1 TL Gemüsebrühe-Pulver
- ➢ 1 EL Zitronensaft
- ➢ ½ TL Currypulver
- ➢ ½ TL Paprikapulver (süß)
- ➢ ½ TL Salz
- ➢ ½ TL Pfeffer
- ➢ 300 ml Wasser
- ➢ 4 EL Olivenöl

Zubereitung:

Schnitzel in dünne Streifen schneiden, mit 1 EL Olivenöl beträufeln und mit den Gewürzen abschmecken. Beiseite stellen. Paprika aus dem Glas in einem Sieb abtropfen lassen. Zwiebel schälen und klein würfeln.

Den Paprika klein schneiden.

Pfanne heiß werden lassen, 1 EL Olivenöl hinzu geben.

Zwiebel mit den Paprika darin zirka 3 Minuten dünsten.

Mit Wasser ablöschen, aufkochen lassen und Gemüsebrühe-Pulver hinzu geben. Erbsen hinzu geben und zirka 3 Minuten erhitzen.

Eine 2. Pfanne heiß werden lassen, 2 EL Olivenöl hinzu geben und die Fleischstreifen zirka 6 Minuten stark anbraten.

Tipp: Salatblätter waschen, auf zwei Tellern verteilen und mit ein paar Prisen Salz und Pfeffer würzen. Darauf das Gemüse aus der Pfanne geben und die Fleischstücke hinzu legen.

Lammkoteletts mit Pilzen

Zutaten:

- ➤ 2 Lammkoteletts
- ➤ 100 g weiße Champignons, 100 g braune Champignons
- ➤ 2 Frühlingszwiebeln, 2 Knoblauchzehen
- ➤ 1 EL gehackte Petersilie
- ➤ ½ Zweig Rosmarin
- ➤ ½ TL Zimtblüten
- ➤ 150 ml flüssige Sahne
- ➤ 2 EL Zitronensaft
- ➤ ½ TL Salz, 3 Prisen Pfeffer
- ➤ ½ TL Currypulver, ½ TL Paprikapulver (süß)
- ➤ 1 EL Rosmarinöl
- ➤ 2 EL Olivenöl (für die 1. Pfanne)
- ➤ 2 EL Olivenöl (für die 2. Pfanne)

Zubereitung:

Lammkoteletts einen Tag vorher in Rosmarinöl, Zitronensaft und einer gehackten Knoblauchzehe marinieren. Champignons putzen und in Scheiben schneiden. Frühlingszwiebeln putzen und in Ringe schneiden. Zweite Knoblauchzehe schälen und fein hacken. Rosmarinnadeln abzupfen und sehr fein hacken. Pfanne heiß werden lassen und das Olivenöl hinzu geben. Champignons, Frühlingszwiebeln, Petersilie und Sahne zufügen und 5 – 7 Minuten andünsten. Mit Salz und Pfeffer würzen. Eine zweite Pfanne heiß werden lassen, Olivenöl hinzu geben. Knoblauch, Rosmarin und die Koteletts zufügen. Auf jeder Seite zirka 3 – 5 Minuten anbraten. Mit Salz und Pfeffer würzen.

Bei geringer Wärmezufuhr zirka 8 Minuten garen. Mit Zimtblüten, Currypulver und Paprikapulver würzen. Champignongemüse auf Teller anrichten und die Lammkoteletts darauf anrichten. Zimtblüten besitzen das typische Aroma des Cassia-Zimts, jedoch weniger stark ausgeprägt und von der Schärfe her milder.

Low Carb Brot zu allen Gerichten

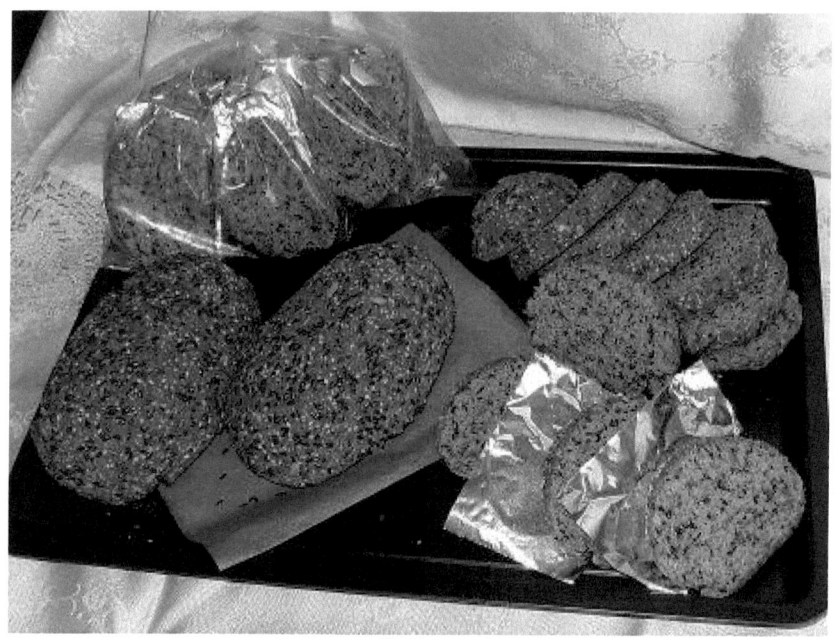

Rezept © Jutta Schütz

Low Carb Körnerbrot ohne Gluten
Menge: Ergibt 10 Brote à 400 g / Pro Brot 8 - 10 Scheiben
Pro 1 Scheibe = 12 KH

__Zutaten:__ 500 g Sesamkörner, 500 g Leinsamen, 200 g Sonnenblumen-kerne, 600 g gem. Mandeln, 700 g Eiweißpulver, 6 Päckchen Trocken-hefe, 1 gehäufter EL Salz, 6 Eier, 250 ml Bio-Olivenöl, 750 g sehr warmes Wasser

__Zubereitung:__ Eine sehr große Schüssel nehmen, alle trockenen Zuta-ten (auch die Trockenhefe) hinein geben und gut durchmischen.
Anschließend alle nassen Zutaten hinzu geben und gut durchkneten. Der Teig bröselt etwas.
Auf einer Waage je 400 g abwiegen und zu einer länglichen (Durch-messer: ca. 7 - 8 cm) Rolle formen. Die Rolle ist ca. 13 - 15 cm lang.

Auf ein Backblech (mit Papier auslegen, NICHT einfetten) passen 6 Brote.

Backzeit: zirka 45 Minuten bei 180 Grad. Jedes Brot in ca. 8 - 10 Scheiben schneiden und einfrieren (Zwischen jede Scheibe ein kleines Stück Alufolie legen).

Frisch hält sich das Brot zirka 3 - 4 Tage (Im Kühlschrank).

Gefroren nach Bedarf auf den Toaster legen und jede Seite einmal toasten.

Tipp: Bestreichen Sie ein paar Scheiben des Brotes leicht mit Tomatenmark und legen es auf ein Backblech (mit Backpapier).

Mit Gewürzen wie: Etwas Salz, Pfeffer, Paprika und Pizza-Gewürz würzen und dann mit Käse im Backofen bei 160 Grad 10 Minuten überbacken.

Dazu Salat reichen.

Kalif Raschids sauer eingelegtes Gemüse

Zutaten:

- ➢ 200 g Rettich
- ➢ 1 kleine Möhre
- ➢ 200 g Salatgurke
- ➢ 100 g Fenchel
- ➢ 1 Lauchzwiebel
- ➢ 1 Zitrone
- ➢ 1 EL Fenchelsamen
- ➢ 1 TL Koriandersamen
- ➢ 1 Zimtstange
- ➢ 300 ml Weißweinessig
- ➢ ½ EL Streusüße
- ➢ 100 g grüne Oliven
- ➢ 1 EL Salz

Zubereitung: Rettich, Möhre, Salatgurke, Fenchel und Lauchzwiebel waschen und in dünne Scheiben schneiden. Gemüse in der Schüssel mit 1 EL Salz mischen, zirka 40 Minuten ziehen lassen. Das Gemüse in ein Sieb geben und mit kaltem Wasser abspülen, gut abtropfen lassen.

Zitronenschale mit einem Messer dünn abschälen und die Frucht auspressen. Fenchelsamen, Koriandersamen und Zimt im Mörser zerdrücken. Zitronenschale, den Saft, Weißweinessig, Gewürze, und Streusüße mischen.

Das Gemüse mit den Oliven in ein großes, steriles Einmachglas füllen, mit Essigmischung übergießen. Abgedeckt 4 Stunden in den Kühlschrank stellen. Das Glas hält sich gekühlt 3 – 4 Tage.

Falafel

Zutaten:

- ➢ 300 g getrocknete Kichererbsen
- ➢ 1 EL Eiweißpulver, 1 TL Backpulver
- ➢ 1 Knoblauchzehe, 1 Lauchzwiebel, 2 Zitronen
- ➢ 1 kleiner Bund Petersilie, 2 Stängel Koriandergrün
- ➢ 2 TL gemahlener Kreuzkümmel, 1 TL gemahlener Rosmarin
- ➢ 1 TL Paprikapulver (süß), ½ TL Cayennepfeffer
- ➢ ½ TL Salz, 2 – 3 Prisen Pfeffer
- ➢ Öl zum Frittieren (zirka ½ L)
- ➢ 2 – 3 EL Wasser

Zubereitung: Kichererbsen 14 Stunden in reichlich Wasser einweichen. Die Lauchzwiebel, den Knoblauch schälen, grob würfeln. Petersilie und Koriander waschen, die Blätter von den Stielen zupfen und grob hacken. Die Zitrone auspressen. Einweichwasser von den Kichererbsen abgießen und diese mit den Kräutern und Knoblauch fein pürieren. Dabei den Zitronensaft und etwas Wasser (2 – 3 EL) zugeben. Die Gewürze hinzufügen und mit Salz und Pfeffer würzen. Eiweißmehl und Backpulver untermischen. In einem kleinen Topf (zirka 5 cm hoch) das Öl erhitzen. Aus dem Kichererbsenteig walnussgroße abgeflachte Bällchen formen. Mit einem Holzstäbchen testen, ob das Fett heiß genug ist. Wenn Bläschen an dem Stäbchen aufsteigen, ist die richtige Temperatur erreicht. Die Kichererbsen-Bällchen im heißen Fett portionsweise zirka 5 Minuten frittieren, bis sie goldgelb sind, dabei einmal wenden.

Diese Rezepte stammen aus dem Buch: LOW CARB Zum Feierabend (Fortsetzung von Low Carb: Für Berufstätige) ISBN: 978-3-7347-5475-3

Herstellung und Verlag: BoD – Books on Demand, Norderstedt

Hackfleisch mit Frischkäse

Zirka 35 Minuten

Zutaten:

- ➤ 300 g gemischtes Hackfleisch, 100 g durchwachsener Speck
- ➤ 1 Zwiebel, 200 ml Sahne, 2 EL Zitronensaft
- ➤ 200 g Frischkäse, ½ TL Salz, 2 Prisen Pfeffer
- ➤ ½ TL Currypulver, ½ TL Chilipulver
- ➤ 2 EL Olivenöl, 1 EL Olivenöl für die Backform

Zubereitung: Pfanne heiß werden lassen. Speck klein würfeln.

Zwiebel schälen und klein würfeln. Olivenöl hinzu geben und das Fleisch und den gewürfelten Speck hinzu geben. Auf mittlerer Stufe gut zirka 5 Minuten anbraten. Gewürze, Sahne, Zitronensaft und Frischkäse für 1 Minute mitanbraten. Backform mit 1 EL Olivenöl einfetten und die Fleischmasse hinein geben. Im Backofen bei 200 Grad zirka 25 Minuten backen.

Tipp: Doppelte Menge ergibt eine Mahlzeit für den zweiten Tag.

Zutaten: Fleischmasse vom Vortag, zirka 400 g Gemüse aus der Dose, 100 ml Sahne, 100 ml Frischmilch, 100 g geriebener Käse

Zubereitung: Geben Sie 100 ml Sahne, 100 ml Frischmilch auf ein Backblech und verteilen das Gemüse Ihrer Wahl. Darauf legen Sie die Fleischmasse und streuen zirka 100 g geriebenen Käse darüber. Im Backofen bei 200 Grad zirka 25 Minuten backen.

Puten-Rouladen mit Weißwein

Zirka 35 Minuten

Zutaten:

- ➢ 2 große Putenschnitzel
- ➢ 2 Scheiben Gouda
- ➢ 2 EL Petersilie
- ➢ 2 EL Schnittlauch
- ➢ 1 EL Zitronensaft
- ➢ 3 EL Crème fraîche
- ➢ 3 EL flüssige Sahne
- ➢ 1 TL Senf (scharf)
- ➢ ½ TL Salz

- ➢ 2 Prisen Pfeffer
- ➢ ½ TL Currypulver (süß)
- ➢ 2 EL Butter (zum Braten)
- ➢ 200 ml Weißwein
- ➢ 2 EL Olivenöl

Zubereitung: Schnitzel flach klopfen, mit Senf bestreichen und mit Salz und Pfeffer würzen. Petersilie und Schnittlauch waschen und klein schneiden. Die klein geschnittenen Kräuter auf dem Fleisch verteilen. Auf das Fleisch die Käsescheiben legen und mit Currypulver, Salz und Pfeffer würzen. Fleisch aufrollen und mit einer Nadel zusammenstecken. Pfanne heiß werden lassen und die Butter und Öl hinzu geben. Die Rouladen hinzufügen und bei mittlerer Hitze auf jeder Seite 4 Minuten scharf anbraten. Mit Weißwein ablöschen und zugedeckt zirka 10 Minuten schmoren lassen. Crème fraîche, Sahne und Zitronensaft zufügen und weitere 10 Minuten schmoren lassen.

Tipp: Doppelte Menge ergibt eine Mahlzeit für den zweiten Tag.

Zutaten: Fleischgericht vom Vortag, zirka 400 g Gemüse aus der Dose, 100 ml Sahne, 100 ml Frischmilch, 100 g geriebener Käse, 2 EL Ananasstücke (Dose)

Zubereitung: Backblech mit Sahne und Milch beträufeln. Jede Roulade 3 mal durchschneiden und auf das Backblech setzen. 1 Dose Gemüse darüber geben, evtl. ein paar Stücke Ananas (ohne Zucker) und mit zirka 100 g geriebenem Käse bestreuen. Im Backofen bei 200 Grad zirka 15 Minuten überbacken.

Hähnchenbrustfilets mit Knoblauch

Zirka 35 Minuten

Zutaten:

- ➤ 4 kleine Hähnchenbrustfilets
- ➤ 3 EL Walnüsse (gehackt)
- ➤ 1 EL Mandeln (gehackt)
- ➤ 3 Knoblauchzehen (gepresst)
- ➤ 200 ml flüssige Sahne
- ➤ 2 EL Zitronensaft
- ➤ 4 EL Käse (gerieben)
- ➤ 2 EL Schnittlauch (gehackt)
- ➤ 1 TL Salz (für das Fleisch)
- ➤ 4 Prisen Pfeffer (für das Fleisch)
- ➤ ½ TL Currypulver
- ➤ ½ TL Paprikapulver
- ➤ ½ TL Salz
- ➤ 3 Prisen Pfeffer
- ➤ 3 EL Olivenöl
- ➤ 1 EL Olivenöl für die Backform

Zubereitung: Hähnchenfilets mit Salz und Pfeffer würzen.

Pfanne heiß werden lassen. Olivenöl hinzu geben und die Filets auf beiden Seiten zirka 3 Minuten kräftig anbraten.

Backform mit Olivenöl einpinseln. Die Filets in eine Backform legen. Knoblauchzehen schälen und klein pressen. Die gehackten Walnüsse und Mandeln, Knoblauch, Sahne, Zitronensaft, Käse und Schnittlauch in einer Schüssel mischen und mit Currypulver, Paprikapulver, Salz und Pfeffer würzen. Diese Sahnemischung auf dem Fleisch verteilen. Im Backofen bei 180 Grad (Ober-/Unterhitze) zirka 25 Minuten backen.

Tipp: Doppelte Menge ergibt eine Mahlzeit für den zweiten Tag.

Zutaten: Fleischgericht vom Vortag, zirka 400 g Gemüse aus der Dose, 100 ml Sahne, 100 ml Frischmilch, 100 g geriebener Käse, 2 EL Ananasstücke (Dose)

Zubereitung: Backblech mit Sahne und Milch beträufeln. Hähnchenfleisch auf das Backblech legen. 1 Dose Gemüse darüber geben, evtl. ein paar Stücke Ananas (ohne Zucker) und mit zirka 100 g geriebenem Käse bestreuen. Im Backofen bei 200 Grad zirka 15 Minuten überbacken.

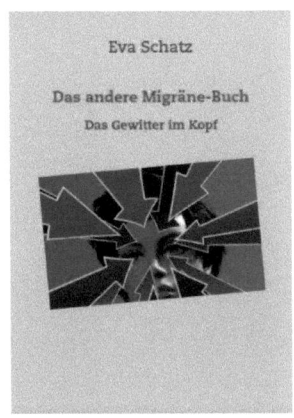

Autorin: Eva Schatz
Das Andere Migräne-Buch (€ 3,99)
Verlag: Lightning Source UK Ltd (2. April 2015)
ISBN-10: 3734781132 und ISBN-13: 978-3734781131

Das Wort „Migräne" wird aus dem Griechischen als „halber Schädel" übersetzt. Es sind pulsierend-pochende, oft einseitige auftretende Schmerzen. Zusätzliche Symptome: Übelkeit und Erbrechen, Geräuschempfindlichkeit, Lichtempfindlichkeit.

Es zählen 13 verschiedene Hauptgruppen von Kopfschmerzen dazu! Eine Ebene tiefer kommen 36 Unterkategorien und bei ganz exakter Diagnose werden über 250 verschiedene Arten von Kopfschmerzen gezählt.

Dieses kleine Büchlein bringt die richtige Dosis an Informationen über Migräne, ohne zu überfordern.

Nach dem großen Erfolg von „Das andere MS-Buch" hat sich die Autorin entschlossen, mehrere „kleine Büchlein für den kleinen Geldbeutel" zu veröffentlichen.

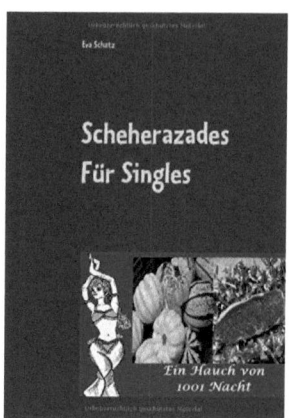

Autorin Eva Schatz
Verlag: BoD – Books on Demand, Norderstedt
ISBN: 978-3-7357-5060-0 – für nur 3,99 Euro

Inhalt: Alle Rezepte für 1 Person

Anleitung für „Im Glas backen, Kürbissuppe mit Linsen und Kartoffeln, Nudelsalat mit Feigen und Datteln, Minze-Nudeln mit Crème fraîche, Tomatensalat mit Joghurt und Sesam, Orientalischer Bananentopf mit Reis, Zimt-Kartoffeln mit Aubergine, Orientalische Tofu-Pastete, Kichererbsensuppe mit Chiliflocken, Joghurt-Nudeln mit Hackfleisch, Auflauf mit Hackfleisch und Reis, Hackbraten mit Whisky, Rindfleisch in Kokosmilch, Rinderfilets in Ananas-Curry, Okra mit Hackfleisch, Mango-Zucchini Salat, Orientalisches Dattelhühnchen, Orientalisches Wurstgulasch, Kalbsschnitzel mit Zitronengras, Pfeffer-Steak mit Kornblumenblütenblättern, Kornblumenblütenblätter Likör, Erdbeereis (ohne Zucker), Schokoladenverführung mit Chili, Bananen-Mascarpone, Große Buchreihe: SCHEHERAZADE

Viele verschiedene Autoren beteiligen sich nacheinander an diesem Großprojekt, die auf einer Idee von der bekannten Autorin Jutta Schütz basiert. In der Einleitung erzählt die Autorin Schütz (in jedem Buch zu finden) kurz die Geschichte von Scheherazade. Sie basiert auf einer alten persischen Märchensammlung mit dem Namen Hezâr Afsâna, Tausend Mythen. Anschließend kommen die Rezepte des Autors. http://www.jutta-schuetz-autorin.de/
Die Rezepte sind raffiniert gezaubert und der orientalischen Küche angepasst. Hier kommen die Gourmets auf ihre Kosten. Mit ihren Gerüchen von Safran, Cayennepfeffer, Zimt, Kurkuma und Koriander ist die orientalische Küche ein wahres Feuerwerk für unsere Sinne. Auch hier in Deutschland hat die orientalische Küche viele Anhänger gefunden. Die große Vielzahl an unterschiedlichen Gewürzen und Geschmacksrichtungen sorgt für große Abwechslung auf dem Speiseplan.

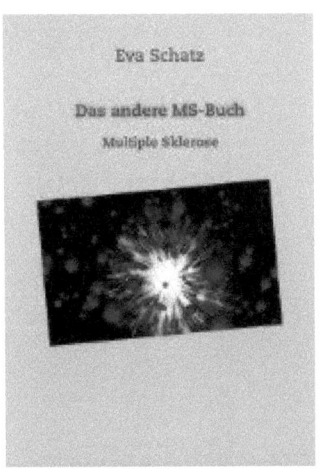

Autorin Eva Schatz
Verlag: BoD – Books on Demand, Norderstedt
ISBN-10: 3734765196 und ISBN-13: 978-3734765193
für nur 3,99 Euro

Dieses kleine Büchlein bringt die richtige Dosis an Informationen über MS, ohne zu überfordern. Mögen die Buch-Seiten auf Ihre gesammelten Fragen Auskunft geben – und mögen sie dem einen oder anderen nützen. Die konsequente Schlussfolgerung ist, auch auf die Ernährung zu achten.

Das andere MS-Buch: Multiple Sklerose: Multiple Sklerose wird auch MS genannt. MS wird auch Encephalomyelitis disseminata, ED genannt. Es ist bis heute unbekannt, seit wann es diese Krankheit gibt. Bis zum Mittelalter gibt es keine medizinischen Beschreibungen, die auf diese Erkrankung hindeuten. Die Geschichte von der Heiligen Lidwina von Schiedam soll der erste interpretierte Fall sein. Einen Beweis gibt es aber nicht.

Inhaltsverzeichnis: Abkürzungen/Erklärungen, Warum ich über MS schreibe, Was ist MS?, Symptome bei Multipler Sklerose, Woher kommt (wie entsteht) MS?, Kann man der MS vorbeugen?, Uhthoff-Phänomen, Medikamente und konservative Behandlung, MS und die Psyche, Positive Impulse für MS, Ernährung, Rezepte

Widmung

Ich bedanke mich recht herzlich bei meiner Mentorin Jutta
Schütz, dass sie mir dieses Buch ermöglicht hat und ich bewun-
dere ihren Tatendrang und den Willen, etwas zu bewegen.

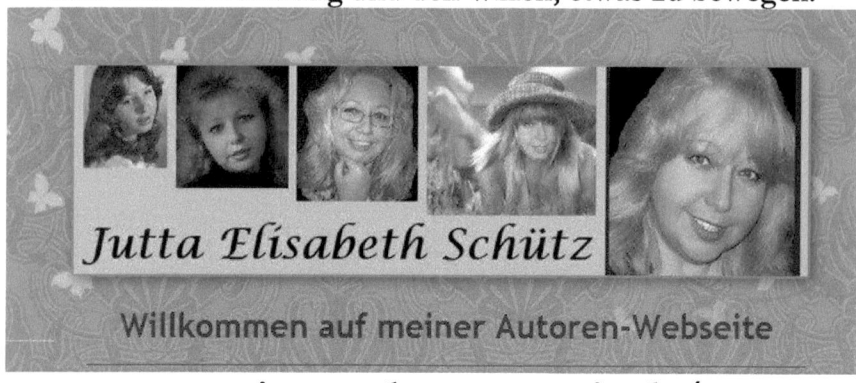

www.jutta-schuetz-autorin.de/

Ich bedanke mich auch bei der Autorin Sabine Beuke
sehr herzlich für ihre tolle Presse und Infos von ihrer HP.

http://www.sabinebeuke.de/

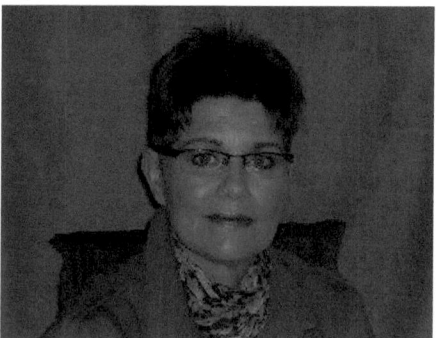